La méditation antifatigue

VITO MARIANO CANCELLIERE

La méditation antifatigue

La Méthode des isolements (MDI)

jouvence EDITIONS

Du même auteur aux Éditions Jouvence

La réponse apaisante au stress, 2003
(avec la collaboration de Francis de Riba)

Extraits du catalogue Jouvence

Petit traité de contre-manipulation, Y.-A. Thalmann, 2009
Auto-coaching au quotidien, Laurent Bertrel, 2009
Se désencombrer de l'inutile,
Rosette Poletti & Barbara Dobbs, 2008
Résoudre ses problèmes, c'est possible !, Julian Sleigh, 2008
Apprendre à s'aimer, Pierre Pradervand, 2006
La compassion pour seul bagage,
Rosette Poletti & Barbara Dobbs, 2004
La PNL au quotidien, Bernard Raquin, 2004
Respirez pour mieux vivre,
Olivier et Sandra Stettler, 2004
L'Analyse Transactionnelle au quotidien,
Bernard Raquin, 2004
Émotions, mode d'emploi, Christel Petitcollin, 2003
Le secret des auto-massages chinois,
Olivier et Sandra Stettler, 2003
Maîtriser son stress, Sébastien Tubau, 2001
La résilience,
Rosette Poletti & Barbara Dobbs, 2001

Catalogue gratuit sur simple demande
ÉDITIONS JOUVENCE
France : BP90107 – 74161 Saint-Julien-en-Genevois Cedex
Suisse : CP 184 – 1233 Genève-Bernex
Site internet : **www.editions-jouvence.com**
Mail : info@editions-jouvence.com

Couverture : illustration de Jean Augagneur
Composition : Nelly Irniger, Fillinges (74)

ISBN 978-2-88353- 420-9

SOMMAIRE

À ma mère,
mon maître zen.

PRÉFACE

Le lecteur trouvera dans ce livre une technique brève de méditation et de relaxation, la *Méthode des isolements,* qui répond parfaitement aux exigences de la vie moderne : apprentissage simple et rapide, efficacité dès les premiers jours.

Il s'agit avant tout d'un exercice pratique, agissant sur les émotions et les sensations physiques, facile à utiliser dans n'importe quel contexte. Grâce à ce manuel, le lecteur pourra aisément l'intégrer dans sa vie quotidienne sans avoir besoin d'un environnement calme ou d'un temps de pratique relativement long.

Cette méthode s'insère dans la logique de la thérapie cognitive basée sur l'attention (Mindfullness-based cognitive therapy – ou MBCT), puisqu'elle développe chez le sujet une présence attentive (mindfullness) à ses états internes. Elle lui apprend aussi à observer avec calme l'émergence des pensées et des émotions.

L'utilisation de la *MDI* constitue à la fois un moyen de prévention et un outil d'intervention dans la pratique psychothérapeutique. Cette approche s'est révélée particulièrement efficace pour des sujets présentant des troubles anxieux, des dépressions, des états d'épuisement ou des troubles alimentaires. Les patients qui l'ont apprise dans mon cabinet en ont été très satisfaits. Ce livre, directement issu de l'expérience de l'auteur dans le domaine de la relaxothérapie, a d'ailleurs bénéficié des suggestions de tous ceux qui ont appris et pratiqué la *Méthode des isolements.*

Je souhaite au lecteur de retirer de la pratique quotidienne de la *MDI* autant de retombées positives que j'ai pu moi-même en observer auprès de mes patients.

Dr Alfredo Velardi
Président de la Société suisse de Biofeedback

INTRODUCTION

Renonce au passé
écarte ta mémoire
oublie le temps futur
que crée ton désir.
Fais taire ce que tu sais
et ce que tu veux pour
demain.
Laisse-toi flotter
comme une pensée
dans l'espace vide
de ton esprit. [1]

Ce livre s'adresse en premier lieu aux lecteurs épuisés par le monde urbain et technique. Cette réalité, partagée par beaucoup d'entre nous, apporte des aspects positifs, mais aussi un prix à payer dont on connaît les conséquences.

Il est destiné aussi à tous ceux qui souhaitent acquérir une méthode rapide et complète de méditation pour l'intégrer dans leur vie quotidienne.

La gestation de la *Méthode des isolements (MDI)* a commencé lors de ma formation post-grade en psychologie et en thérapies comportementales.

Un séminaire sur les relations entre la psychologie occidentale et la psychologie orientale m'avait fait entrevoir l'énorme richesse de la psychologie orientale et des techniques méditatives.

Mon premier stage avec des patients, dans une clinique psychiatrique, m'avait incité à chercher une méthode de relaxation ne nécessitant pas une longue période d'apprentissage et qui soit efficace rapidement pour le traitement de différents troubles physiques et psychiques en relation avec le stress et l'anxiété.

C'est à ce moment que la *Méthode des isolements* a commencé à prendre forme. Elle synthétise des éléments dérivés des techniques méditatives bouddhistes et des techniques méditatives occidentales. Elle s'intègre toutefois dans un cadre conceptuel occidental qui tient compte des apports des thérapies cognitivo-comportementales, des techniques d'auto-hypnose et de la médecine psychosomatique.

La méthode présentée dans ce livre ne nécessite pas l'intervention d'un thérapeute. Elle est donc facilement utilisable par les lecteurs soucieux de garder leur équilibre physique, psychique et émotionnel et de résoudre des problèmes du même type que ceux énumérés ici.

La *MDI* est par ailleurs une méthode efficace pour des formes plus graves de troubles psychiques. Elle doit être apprise, dans ce cas, auprès d'un thérapeute qui ait reçu pour cela une formation spécifique.

Les professionnels de la santé, qui souhaiteraient apprendre son emploi thérapeutique, ne peuvent pas faire l'économie d'une pratique personnelle régulière de la *MDI* et d'une formation qualifiante à son utilisation.

Plan du livre

- Dans le *premier chapitre* vous pourrez vous familiariser avec l'approche de la psychologie de la santé. Un processus en trois étapes vous donnera le moyen de cerner les problèmes qui vous préoccupent, de faire appel à vos ressources intérieures et de mettre en place les stratégies les mieux adaptées à la situation que vous vivez. La *Méthode des isolements* constitue un outil précieux pour la réalisation de ce processus.
- Le *deuxième chapitre* est une vue d'ensemble et en même temps détaillée de la *Méthode des isolements.* En lisant ce chapitre, vous serez

déjà en mesure de l'utiliser et d'en tirer les premiers bienfaits sur le plan physique, mental et émotionnel.

- Dans le *troisième chapitre,* on passe en revue les principes qui sont à la base de la *MDI.* On y explique les modalités de fonctionnement afin de comprendre les raisons de son efficacité.
- Le *quatrième chapitre* est consacré à la problématique de la fatigue, de ses formes et de ses symptômes. Vous découvrirez les avantages de la *MDI* comme méthode de gestion de la fatigue.
- Dans le *cinquième chapitre,* j'intègre la *Méthode des isolements* dans l'approche cognitivo-comportementale[2]. Ce chapitre présente une méthode globale d'autothérapie et inclut un exemple d'application de la *MDI* à l'anxiété.

Les *trois annexes* à la fin du livre contiennent un résumé de la *MDI,* une liste des symptômes de la fatigue et un test d'inconfort basé sur les isolements. Ils ont le but de vous faciliter la pratique quotidienne de la *MDI.*

CHAPITRE I

Méditer pour guérir

Le but d'un ouvrage – honnête – est simple et clair : faire penser. Faire penser, malgré lui, le lecteur. Provoquer des actes internes.
Paul Valéry

J'aimerais tout d'abord préciser le sens du mot « guérir » dans le titre de ce chapitre. Le philosophe italien Emanuele Severino[3] fait remarquer que ce mot n'est pas d'origine latine. Il est en effet hérité de l'allemand *« wehren »*, qui signifie défendre, protéger, préserver. L'organisme guérit en se défendant et en se protégeant vis-à-vis de la maladie. Et c'est la signification que je donne ici au mot « guérir ».

Méditer, pratiquer la *Méthode des isolements,* permet de se défendre face aux sources de stress, d'anxiété, de fatigue physique, mentale et émotionnelle. En l'utilisant, on peut supprimer les irritants psychiques dont nous sommes victimes et préserver notre équilibre, notre homéostasie individuelle.

Comme mon précédant ouvrage[4], ce livre est basé sur l'approche de la psychologie de la santé.

Une des finalités de la psychologie de la santé est de promouvoir l'amélioration de la qualité de vie des individus par la prévention. Celle-ci comporte trois phases :

- la clarté cognitive,
- le self-empowerment ou l'autonomisation,
- le coping ou l'ajustement.

La clarté cognitive

La première phase de la prévention commence par l'identification d'un problème donné : fatigue, stress, anxiété, etc. Pour le résoudre, il faut en effet prendre conscience de son existence, atteindre un certain niveau de clarté cognitive.

Avoir de la clarté cognitive signifie être au clair sur ce qu'on doit faire et sur les buts à atteindre.

On accepte le fait d'avoir un problème et on admet la nécessité de prendre des mesures pour trouver des solutions.

Comprendre pourquoi on n'est pas bien peut commencer par un questionnement simple et fondamental du type :

Qu'est-ce qui ne va pas ?
...dans mon corps,
...dans mon esprit,
...dans mon mode de vie,
...dans mon travail,
...dans ma famille,
...dans mes relations ?

La phase de la clarté cognitive implique en outre l'acceptation du problème ou de la situation qui sont les vôtres. On ne peut rien changer sans avoir accepté. C'est la condition incontournable de tout changement et de toute guérison. Même si on conçoit souvent l'acceptation comme un signe de faiblesse ou de renoncement, cette phase désigne quelque chose de beaucoup plus positif que la résignation. La clarté cognitive consiste à regarder la réalité en face et ensuite à entreprendre quelque chose.

En résumé, la clarté cognitive comporte trois aspects. Le premier est celui de la compréhension du problème, de la vision de la réalité. Le deuxième est celui de la réflexion sur le contexte dans lequel l'on évolue et sur les résistances personnelles à dépasser. Le troisième aspect est celui du ressenti, où l'on accepte toutes les sensations, les émotions et les limites personnelles.

Le self-empowerment ou l'autonomisation

Après l'identification du problème, on peut passer à la deuxième phase : le self-empowerment. Celui-ci est le processus par lequel une personne acquiert la maîtrise des moyens qui lui permettent :

- de prendre conscience de ses ressources,
- d'assurer le contrôle des facteurs qui peuvent affecter sa santé,
- d'agir pour améliorer sa qualité de vie,
- de faire des choix éclairés.

On a comparé la démarche du self-empowerment à celle d'un engagement existentiel. L'individu devient conscient – dans ce processus – que son choix va mobiliser un ensemble de facteurs qui peuvent influencer son état de santé et sa vie.

Cette deuxième phase du self-empowerment débouche tout naturellement sur la troisième, celle du coping ou de l'ajustement.

Le coping ou l'ajustement

Le mot « coping » a été traduit en français par « stratégie d'ajustement ». Il désigne l'ensemble des comportements, des processus, des stratégies, des styles que l'individu utilise pour la gestion des événements et des situations éprouvantes et pour en maîtriser ou diminuer l'impact sur son bien-être physique et psychique. Ce processus actif d'ajustement passe par l'auto-appréciation de ses propres activités, de ses motivations et de ses ressources, ce qui est en lien étroit avec la phase du self-empowerment.

L'objectif final à atteindre est l'élargissement du répertoire personnel des stratégies comportementales en utilisant des méthodes de gestion de soi qui puissent jouer un rôle tampon et stabilisateur vis-à-vis des situations et des facteurs pathogènes (stress, fatigue, anxiété, etc.).

Les trois phases que nous venons de décrire s'influencent mutuellement. Un coping réussi permettra d'améliorer la clarté cognitive. Celle-ci va rendre plus efficace le processus de self-empowerment, qui permettra à son tour d'élargir le nombre de stratégies de coping à disposition. On prend ainsi conscience du fait que chacun de nos choix peut nous éloigner ou nous rapprocher de la santé.

Le rôle de la *MDI* est fondamental par rapport à ces trois phases. Sa pratique quotidienne favorise la clarté cognitive et constitue un moyen efficace de la retrouver après une situation difficile ou particulièrement éprouvante.

La *MDI* contribue à renforcer le processus de self-empowerment en augmentant le sentiment d'auto-efficacité et de contrôle interne.

Elle favorise ensuite globalement l'adaptation aux situations et aux facteurs qui peuvent affecter la santé et constitue en elle-même une stratégie optimale de coping.

La *MDI* est un comportement salutogène, qui vous permettra de mieux gérer et réaliser les objectifs relatifs aux trois phases préconisées par la psychologie de la santé.

CHAPITRE II

La *Méthode des isolements*

Quand on ne trouve pas son repos en soi-même, il est inutile de le chercher ailleurs.
La Rochefoucauld

La *Méthode des isolements* est à la fois une technique de relaxation analytique et une forme de méditation concentrative.

La *Méthode des isolements* est tout d'abord une méthode de relaxation analytique. Elle considère séparément chaque partie du corps, d'où le terme d'isolements.

Elle consiste à diriger l'attention sur une partie du corps à la fois, pendant les phases d'Inspiration, d'Expiration et de Repos du cycle respiratoire. Chaque partie du corps – qui constitue un isolement – est observée, visualisée, sentie, détendue pendant trois cycles respiratoires, le corps étant subdivisé pour l'exercice en 18 parties ou isolements :

1. Le front	7. L'épaule droite	13. L'abdomen
2. Les yeux	8. L'épaule gauche	14. Les hanches
3. Le nez	9. Le dos	15. La jambe droite
4. Les mâchoires et la bouche	10. Le bras et la main droits	16. La jambe gauche
5. Le cou	11. Le bras et la main gauches	17. Le pied droit
6. La nuque	12. La poitrine	18. Le pied gauche

Tableau n° 1

La focalisation volontaire de l'attention sur une partie du corps à la fois amène à la concentration mentale. Le rythme respiratoire à adopter (Inspiration – Expiration – Repos) renforce la concentration et favorise la relaxation physique.

La *Méthode des isolements* est aussi une forme de méditation concentrative. On appelle ainsi toute forme d'exercices comportant un rétrécissement de la conscience par la focalisation de l'attention sur un thème : thème concret comme le corps, ou abstrait tel qu'une image, un concept ou la répétition d'un mot. Le rétrécissement de la conscience s'effectue, dans la *MDI,* en orientant l'attention sur une source unique de stimulation, les 18 parties du corps. On réalise ainsi un recyclage continuel de l'entrée de l'information, ce processus étant tout aussi important que l'objet de la concentration.

Afin que la *Méthode des isolements* vous permette d'atteindre un état optimal de détente physique et mentale, il est important d'adopter l'attitude qui favorise le mieux cet objectif. Vous devez bannir toute idée d'effort afin d'éviter une crispation et une tension supplémentaires. Il vous faut tout simplement mettre votre esprit dans un état d'attente confiante sans recourir à une musique relaxante ou à tout autre moyen favorisant la relaxation.

La *Méthode des isolements* a été conçue de façon à vous procurer inéluctablement une détente physique et mentale à deux conditions :

- que vous preniez la décision de faire l'exercice,
- que vous attendiez avec confiance les modifications positives se produire dans votre corps et votre esprit.

Vous ne pouvez empêcher ce résultat, à moins d'interrompre volontairement le déroulement de l'exercice.

Accomplir la *Méthode des isolements* est semblable à l'acte de boire un verre d'eau lorsque vous avez soif. Si vous avez soif, vous buvez un verre d'eau et vous vous sentez mieux. Vous ne vous posez pas de questions sur l'efficacité de ce geste. De la même manière, vous accomplissez l'exercice de la *Méthode des isolements* pour répondre à un besoin qui vient de votre corps et de votre esprit.

L'attente confiante des effets bienfaisants de l'exercice vous aidera à maintenir votre conscience centrée sur vous-même. Le dispositif à la base de la *Méthode des isolements* se met ainsi inéluctablement en marche.

Au cas où du bruit ou d'autres sources de dérangement devaient se manifester, ils n'auront d'influence que si vous abandonnez l'attitude d'attente confiante. N'oubliez pas l'image du verre d'eau que vous buvez lorsque vous avez soif : ce geste épanchera votre soif indépendamment du contexte dans lequel vous vous trouvez.

La pratique de la *MDI*

Vous pouvez effectuer la *Méthode des isolements* assis sur un fauteuil, il faut toutefois adopter une posture symétrique avec les bras et les jambes dans des positions similaires de chaque côté du corps. Je vous conseille la posture assise classique des statues de pharaons, dans laquelle les jambes ne sont pas croisées, mais posées à plat devant vous et les bras reposent sur un accoudoir ou sur vos cuisses.

Avant de commencer, il est très important de prendre conscience de comment vous respirez et de vous sensibiliser aux trois niveaux de la respiration. On peut en effet distinguer trois zones :

- Une zone haute dite *claviculaire* : les épaules se lèvent pendant l'inspiration.
- Une zone médiane dite *thoracique* : la poitrine se gonfle pendant l'inspiration.
- Une zone basse, dite *abdominale* : le ventre se gonfle pendant l'inspiration.

Observez votre respiration. Mettez les mains sur l'abdomen pour vérifier s'il se soulève et s'abaisse pendant la respiration ou si, au contraire, il ne bouge presque pas. Dans ce cas, ce sont les épaules qui se soulèvent et s'abaissent. Si vous avez tendance à avoir une respiration plutôt claviculaire ou thoracique, vous devez vous exercer à réaliser la respiration abdominale.

Faites trois profonds soupirs : cela va vous placer dans la meilleure disposition mentale et physique pour effectuer la suite de l'exercice. Fermez les yeux, mais sans effort.

Concentrez l'attention sur la respiration : elle doit être lente et profonde mais sans jamais forcer. Fixez votre regard intérieur sur l'endroit du premier toucher de la respiration : l'extrémité du nez ou la lèvre supérieure et laissez le plus possible fonctionner le processus de respiration de façon naturelle. Redressez votre dos pour dégager la cage thoracique et aligner vos vertèbres. Relâchez vos épaules. Inspirez lentement par le nez en dirigeant l'air vers le ventre. La respiration abdominale est celle du calme, elle se produit pendant le sommeil et le repos et elle marque l'inertie, le relâchement. Il s'agit de dilater le ventre, de faire descendre la masse viscérale en détendant les muscles abdominaux, afin d'abaisser le seuil de la respiration et d'accroître le volume dont disposent les poumons. Poussez le ventre vers l'extérieur lorsque l'air entre et vice versa. Lors de l'expiration, lentement et doucement le ventre se creuse. Portez une grande attention à obtenir une expiration aussi complète et profonde que possible, en laissant tomber les épaules et en décontractant toute la cage thoracique. Il ne faut pas avoir hâte de reprendre l'air jusqu'à ce que l'organisme ne le requière.

Adoptez le rythme respiratoire suivant : Inspiration – Expiration – Repos. Le maximum de détente s'obtient pendant les phases d'expiration et de repos. La respiration s'effectue par le nez, la bouche reste fermée mais non serrée. Ressentez l'endroit du premier toucher de la respiration, l'extrémité du nez ou la lèvre supérieure.

Vous pouvez maintenant diriger votre attention sur les isolements. Commencez un cycle respiratoire et, pendant la phase d'inspiration, portez votre attention – votre attention sensorielle – sur le premier isolement : le front. Prenez bien conscience de toute cette zone et ensuite, pendant les phases d'expiration et de repos, sentez cette partie du corps se relâcher et de se détendre. Pendant la phase d'inspiration, imaginez-vous en train de soutenir un fardeau. Pendant les phases d'expiration et de repos, fatigué de soutenir le fardeau, vous le laissez tomber.

Lors de l'inspiration, il y a donc la visualisation, l'observation consciente de l'isolement. Lors de l'expiration et du repos, il y a la détente consciente. L'expiration est la phase du lâcher prise. Cette expérience se poursuit pendant la phase de repos. Quand cela se produit de façon correcte, la phase d'inspiration suit de manière naturelle. L'inspiration sera ressentie comme un rafraîchissement de tout le corps.[5]

En prenant conscience de chaque isolement, vous sentirez parfois une sorte de courant se dirigeant vers la partie vers laquelle vous orientez votre attention, une sensation analogue à celle d'un léger courant électrique. D'autres fois, vous sentirez des fourmillements ou encore la sensation de poids, de lourdeur. Les sensations corporelles, telles que de légères pulsations, des tremblements ou des sensations électriques, sont un signe de bonne exécution de l'exercice.

Faites deux fois encore l'expérience de l'attention sensorielle au niveau du front et passez au deuxième isolement, les yeux, et ainsi de suite.

Un soin particulier doit être porté aux isolements n° 1 (le front), n° 2 (les yeux), n° 3 (le nez), n° 4 (les mâchoires et la bouche), n° 7 (l'épaule droite), n° 8 (l'épaule gauche), n° 9 (le dos), n° 14 (les hanches), surtout si vous avez tendance à plisser le front, à serrer les mâchoires, à contracter les épaules ou le muscle releveur de l'anus.

Les isolements du visage (n° 1 le front, n° 2 les yeux, n° 3 le nez, n° 4 les mâchoires et la bouche) sont très importants car les muscles du visage subissent l'empreinte de notre état mental et ils sont en interdépendance avec les pensées. Si celles-ci nous inquiètent, les traits du visage le traduiront fidèlement. En détendant le visage, on calme en même temps le flux des pensées et, en faisant le vide dans le cerveau, on contribue à la détente de tout le corps.

La *Méthode des isolements* s'effectue les yeux fermés, mais il faut éviter de les crisper. Faites ainsi attention, lors du 2e isolement (les yeux), à garder les yeux fermés mollement en détendant les paupières et les muscles autour des yeux.

En vous concentrant ensuite sur le nez, 3e isolement, remarquez la différence de qualité de l'air pendant la phase inspiratoire et la phase expiratoire. L'air de la phase inspiratoire est frais et lorsqu'il entre dans le nez on a l'impression que le cerveau est inondé de fraîcheur : tout le front est frais. L'air de la phase expiratoire, par contre, est chaud : il réchauffe la gorge, la poitrine, le corps.

Le 4e isolement (les mâchoires et la bouche) est la partie du visage la plus sensible aux manifestations de la pensée. Sentez les contractions des mâchoires et détendez-les par un petit sourire. Vous pouvez aussi détendre la bouche en bâillant ou en faisant semblant de bâiller. Gardez la langue relaxée, reposant dans la cavité des mâchoires : les dents ne doivent pas se toucher.

Rappelez-vous de toujours porter l'attention sur chaque isolement pendant trois cycles respiratoires.

Lorsque vous allez vous concentrer sur l'abdomen (n° 13), faites particulièrement attention à votre respiration abdominale et à l'effet bienfaisant qu'elle produit à la fois sur cet isolement et sur l'ensemble de votre corps. Les phases d'inspiration, d'expiration et de repos se succèdent harmonieusement. La durée des trois cycles respiratoires est désormais beaucoup plus longue qu'au début de l'exercice.

Avant l'exercice, la fréquence moyenne du rythme respiratoire au repos est de 10 à 14 cycles respiratoires par minute. À la fin de l'exercice, avec l'entraînement, la fréquence aura tendance à baisser pour se situer autour de 6 à 8 cycles respiratoires par minute.

Lorsque vous avez terminé l'exercice (après le 18e isolement), sentez tout votre corps ainsi comme il se trouve, au repos.

Laissez-vous aller… sentez l'unité de votre corps. Ressentez le mouvement lent de la cage thoracique. Libérez-vous, lors de trois cycles respiratoires supplémentaires, des dernières tensions que vous pourriez percevoir. Écoutez le rythme coulant et sans à-coups de votre cœur. Tout s'est ralenti en vous et les battements du cœur vous inspirent un sentiment de régularité et de calme.

Vous flottez dans ce calme : cette sensation de flottement constitue le moment de synthèse. Restez sans bouger encore quelques minutes, les yeux fermés. Ne vous levez pas tout de suite.

À la suite de tout exercice de relaxation, il ne faut oublier de s'étirer à fond car le passage de la position assise (ou couchée) du repos à la position debout de l'activité nécessite un réajustement.

Faites cet exercice au moins une fois par jour, en évitant les deux heures qui suivent un repas. Vous risqueriez en effet de vous endormir, ce qui n'est pas le but de la méthode. Vous pouvez par ailleurs utiliser la *MDI* le soir, après une journée difficile, pour faciliter l'arrivée du sommeil.

Vous pouvez bien évidemment effectuer cet exercice à chaque fois que vous en ressentez le besoin.

Il se peut, surtout à vos débuts, que vous oubliiez un isolement. Ce n'est pas grave, car l'essentiel, c'est d'effectuer l'exercice dans son ensemble. L'enchaînement des différents isolements doit par contre être respecté tel qu'il est indiqué. Avec l'entraînement, vous le maîtriserez facilement.

Si vous ne réussissez pas à avoir une prise de conscience optimale de chaque isolement, ne vous en préoccupez pas. L'exercice garde son efficacité même si l'expérience de la sensation fait parfois défaut. Vous parviendrez avec le temps à surmonter ces difficultés.

La sensation de flottement ne vient pas non plus d'un seul coup dans sa totalité. En premier lieu, il n'y a que des moments de flottement. Puis cela cesse. On se laisse aller de nouveau et la sensation de flottement revient.

Les bienfaits de la *Méthode des isolements* sont à la fois immédiats et à long terme. C'est une méthode qui est facile à apprendre (le seul effort à fournir est celui de mémoriser les 18 isolements) et qui déploie immédiatement son efficacité. Vous pouvez ainsi l'utiliser en cas de besoin pour retrouver le calme avant une épreuve, une discussion, une démarche gênante ou après une période d'agitation. Une pratique régulière (si possible quotidienne) constitue par contre un moyen efficace pour préserver à long terme votre équilibre physique et psychique.

La version courte de la *MDI*

Avec l'entraînement, il vous sera aussi possible d'utiliser la version courte de la *Méthode des isolements.* Elle vous permettra de retrouver un état de calme et d'apaisement en moins de deux minutes. L'exercice reste le même, sauf que le nombre d'isolements est réduit à cinq :

1. La tête et les mâchoires
2. Le dos, les bras et les mains
3. Le tronc
4. L'abdomen et les hanches
5. Les jambes et les pieds

Tableau n° 2

Certains patients préfèrent cette version, car elle permet d'effectuer un balayage rapide du corps et de repérer les endroits de tension. La focalisation sensorielle visant des parties plus larges de votre corps, vous aurez des sensations plus globales et mouvantes. La sensation d'un courant électrique sera aussi plus perceptible lors du 2e isolement (le dos, les bras et les mains), du 4e (l'abdomen et les hanches) et du 5e (les jambes et les pieds). La version longue de la *MDI* reste toutefois préférable pour une pratique quotidienne et surtout dans les situations où votre état de fatigue physique, mentale ou émotionnelle est très important.

CHAPITRE III

Les aspects théoriques de la *MDI*

Parce que le souffle sur lequel nous allons fixer notre esprit est un objet sans couleur, ni forme, et parce que nous nous tournons vers l'intérieur pour le suivre dans son mouvement, cette pratique est considérée comme un remède à l'apparition des pensées discursives.
Rimpoche Longri Nagmyel

La *Méthode des isolements* est à la fois une technique de relaxation analytique et une forme de méditation concentrative. Elle associe un exercice respiratoire à un exercice de concentration sur différentes parties du corps (18 en tout). L'exercice respiratoire et l'exercice de concentration ont chacun leur spécificité et leur raison d'être, mais ils accroissent leur effet par le fait d'être associés.

Se concentrer à la fois sur sa respiration et sur l'état de relaxation de son corps est essentiel pour arriver à maîtriser son monologue intérieur. Si l'on pense à un seul de ces deux aspects, des distractions peuvent se glisser. On pense en effet habituellement à deux choses à la fois, l'une au premier plan et l'autre à l'arrière-plan. On ne pense jamais à trois choses à la fois. Il est donc important, pour obtenir le calme mental, d'occuper le premier plan par la concentration sur les isolements et l'arrière-plan par le rythme respiratoire ou inversement.

Comme on l'a vu, l'exercice respiratoire consiste à adopter une respiration rythmique lente et profonde à trois temps (Inspiration – Expiration – Repos), sans se hâter de reprendre l'air jusqu'à ce que l'organisme ne le requière. Le maximum de détente s'obtient pendant les phases d'expiration et de repos. Il faut essayer de respirer le plus possible avec le ventre car la respiration abdominale est celle du calme et du repos. Cet exercice ne perturbe pas votre respiration habituelle et ne constitue pas une source de trouble supplémentaire qui viendrait s'ajouter à l'inconfort que vous ressentez.

La respiration rythmique est essentielle pour deux raisons principales :

- pour ses effets sur le système nerveux autonome ;
- pour son influence sur l'attention et la concentration.

Pour bien comprendre le rôle de l'exercice respiratoire dans le dispositif de la *MDI,* il faut rappeler brièvement le fonctionnement du système nerveux autonome (SNA) ou végétatif et sa relation avec la respiration.

La *MDI,* la respiration et le SNA

Le SNA permet de réguler différentes fonctions automatiques de l'organisme : digestion, respiration, circulation artérielle et veineuse, pression artérielle et excrétion.

Le SNA comprend deux parties : le système nerveux sympathique (SNS) et le système nerveux parasympathique (SNP).

Le premier sous-système, le SNS, active l'organisme et correspond à sa mise en alerte, à la préparation à l'activité physique et intellectuelle : augmentation de l'activité cardiaque et respiratoire, de la sécrétion, de la sueur et inhibition de l'activité digestive.

On peut qualifier le SNS de partie stimulante du SNA, car il accélère presque tous les organes.

Le deuxième sous-système, le SNP, exerce au contraire un ralentissement général des organes. On peut donc le qualifier de partie calmante. Il inhibe entre autres l'activité cardiaque et respiratoire et stimule le système digestif.

Si le SNS et le SNP agissent de concert, l'organisme peut se rééquilibrer entre deux sollici-tations. Dans une situation perçue comme menaçante, voire dangereuse, l'équilibre intérieur est perturbé. La partie stimulante, le SNS, s'active et la partie calmante, le SNP, ralentit, elle est en sourdine. Dans une telle situation, il convient de rééquilibrer la « balance intérieure » afin de rétablir l'équilibre interne entre tension et détente qui est rompu.

La respiration est la seule fonction dépendante du SNA qui soit directement consciente et que l'homme puisse maîtriser. On a ainsi le moyen d'agir, par son intermédiaire, sur les troubles de fonctionnement de ces deux sous-systèmes. C'est pour cela que le contrôle de la respiration est à la base des méthodes de méditation et des techniques de relaxation.

Le rythme respiratoire est réglé par les centres nerveux respiratoires situés dans la partie la plus ancienne du cerveau, la partie supérieure de la moelle épinière.

Le cycle respiratoire est déterminé en grande partie par la quantité de gaz carbonique contenue dans le sang. C'est pour cette raison qu'entre la fin d'une expiration et le début d'une inspiration se déroule une pause. Il faut attendre que la quantité de gaz carbonique augmente à nouveau pour qu'une nouvelle inspiration se déclenche. La respiration permet l'absorption de l'oxygène et le rejet du gaz carbonique.

Les centres respiratoires cérébraux adaptent le rythme respiratoire à toutes les sollicitations chimiques provoquées par l'augmentation ou la diminution de l'oxygène et du gaz carbonique présents dans le sang. Une respiration trop rapide excède la demande métabolique, ce qui cause un déséquilibre du système respiratoire. Elle produit trop d'oxygène et diminue la quantité de gaz carbonique dans le sang. C'est le phénomène bien connu de l'hyperventilation.

La fatigue, le stress, l'anxiété, les émotions, les frustrations perturbent le SNA, surtout s'ils durent longtemps. En contrôlant volontairement la respiration, en réduisant sa vitesse, en ayant une respiration rythmée, on stimule efficacement le SNP qui va à son tour contrecarrer et diminuer la prédominance du SNS.

Une respiration rythmique et profonde permet de mettre au repos, par la voie du système nerveux autonome, les centres de contrôle sous-corticaux et corticaux de cette fonction et ainsi de toutes les autres fonctions végétatives et de tout le cortex cérébral contrôlant l'affectivité et l'humeur du sujet qui la pratique. L'exercice respiratoire influence donc l'état des centres cérébraux et médullaires et permet d'obtenir un rééquilibrage du SNA.

La respiration est en général arythmique car elle varie selon les circonstances extérieures et d'après la tension mentale. Il y a une relation étroite entre la rapidité de la respiration et la rapidité des pensées. Lorsqu'on respire plus lentement, plus profondément, l'agitation mentale tend à diminuer d'intensité. Le ralentissement respiratoire et l'attention sont en outre étroitement liés[6] : l'attention s'accompagne en effet d'un ralentissement du rythme de la respiration pouvant aller jusqu'à l'apnée.

L'exercice consistant à focaliser l'attention sur les 18 isolements est aussi important pour acquérir une bonne capacité de concentration. En apprenant à se concentrer sur les perceptions sensorielles et les sensations actuelles, on obtient un ralentissement de l'agitation mentale.

L'attention au vécu subjectif de la respiration et aux sensations corporelles permet de se détacher de son monologue intérieur pour s'intéresser au Soi corporel. Mais pour que la concentration soit ensuite possible, il faut montrer de l'intérêt car c'est alors seulement que toute notre attention se portera sur son objet. La concentration n'est pas en effet réalisable sans un degré suffisant d'intérêt et d'attention. Il faut essayer de réaliser ce que Perls appelle la concentration positive : « *Pour ce qui est de la concentration positive, il vaudrait mieux employer le terme de fascination ; l'objet occupe l'avant-scène sans aucun effort, le reste du monde disparaît, le temps et l'environnement cessent d'exister ; aucun conflit, aucune protestation interne s'élèvent contre cette concentration.* »[7]

On ne peut que trop souligner l'interdépendance qui existe entre le rythme respiratoire, les trois respirations minimum pour chaque isolement, la concentration sur les différentes parties du corps (somatisation), les sensations de chaque partie du corps combinées aux effets de la respiration rythmique. Chaque élément interagit avec les autres et c'est l'ensemble qui devient déterminant pour la réussite de l'exercice. Au début, on respire trop vite et on parcourt rapidement les premiers isolements pendant les trois cycles respiratoires. Mais en progressant, plus la détente s'installe, plus la respiration ralentit. Pour chaque isolement la durée des trois cycles respiratoires devient de plus en plus longue.

L'efficacité des techniques de méditation

D'une manière générale les spécialistes attribuent l'efficacité des techniques de méditation aux effets conjugués de quatre facteurs :

1. l'auto-observation,
2. la restructuration cognitive,
3. la relaxation,
4. le renforcement du sens de contrôle personnel.

Dans la *MDI,* l'aspect de l'auto-observation joue un rôle fondamental : d'abord avec l'accent mis sur la prise de conscience de l'état de tension ou de détente des 18 isolements, ensuite par l'attention aux liens qui existent entre les processus physiques, mentaux et émotionnels. Ceci permet de reconnaître plus rapidement l'inconfort et de se rendre compte qu'à toute modification physiologique correspond une modification (consciente ou non) de l'état mental et émotionnel. Inversement, toute modification physiologique s'accompagne d'une modification correspondante de l'état mental et émotionnel.

Le constat de l'interdépendance entre les pensées, le type de monologue intérieur, les émotions et le niveau de tension favorisent chez l'individu la restructuration cognitive. Elle peut être définie comme le processus qui permet d'identifier les pensées et les croyances irrationnelles, négatives et non conformes à la réalité et de les remplacer par des modalités de pensée plus adaptées aux contraintes et aux défis de la vie quotidienne.

Dans la *MDI,* l'exercice de respiration couplé à la focalisation sur 18 parties du corps entraîne une relaxation profonde et régénératrice et un effet de rééquilibrage du système nerveux autonome.

Les trois premiers facteurs contribuent à l'émergence du quatrième facteur : le renforcement du sens de contrôle personnel. Ceci entraîne généralement l'adoption de meilleures habitudes de vie. Si vous êtes tendu, fatigué, stressé et que vous n'entreprenez rien, votre état ne va pas s'améliorer. Si vous pratiquez la *MDI,* vous allez adopter un comportement sain en opposition aux facteurs cognitifs et comportementaux malsains.

Ces quatre facteurs constituent tous des stratégies de coping ou d'ajustement :

- coping focalisé sur le corps (auto-observation et relaxation),
- coping focalisé sur l'émotion (auto-observation, restructuration cognitive et relaxation),
- coping focalisé sur le problème (restructuration cognitive et sens du contrôle personnel).

CHAPITRE IV

La *Méthode des isolements* comme méditation antifatigue

D'une certaine manière toute guérison est une autoguérison, un processus qui a lieu à l'intérieur de l'individu. Le thérapeute peut seulement prescrire et mettre en place les conditions qui favorisent la guérison ou, au pire, qui l'entravent le moins possible.

En tant que spécialiste du stress, j'essaie d'identifier les nouvelles formes qu'il prend dans nos sociétés modernes en me basant sur les réflexions et les observations que les philosophes et les sociologues font au sujet des changements que nous vivons. Ceci me permet de rattacher les troubles physiques et psychiques, que je rencontre auprès de mes patients, aux sources de fatigue, de stress et d'anxiété implicites dans les nouvelles modalités d'existence.

Dans notre société du technostress[8], l'art d'oublier semble être devenu presque plus important que celui de se rappeler. Pour être efficaces, il faut savoir vider la mémoire : c'est la condition nécessaire pour être en mesure de suivre le rythme des changements et de pouvoir ainsi s'adapter aux demandes de notre mode de vie.

Selon le sociologue polonais Zigmunt Bauman[9], nous ne pouvons plus construire notre identité comme dans le passé, graduellement, étape après étape, telle une maison. La société actuelle exige plutôt de considérer notre identité comme un palimpseste : un parchemin dont la première écriture a été grattée pour écrire un nouveau texte. Ceci afin de pouvoir toujours recommencer à zéro.

Bauman utilise aussi l'image de la vidéocassette, le média par excellence de notre société. Elle permet en effet d'effacer et d'enregistrer son contenu à l'infini.

Mais notre cerveau, notre identité, notre mémoire, ne fonctionnent évidemment pas comme un palimpseste ou une vidéocassette.

Nous ne pouvons pas supprimer informations, souvenirs ou aspects de notre identité avec un simple clic de souris comme sur notre ordinateur personnel.

Par ailleurs, la surcharge et la fatigue mentale sont toujours plus grandes, même si nous avons une certaine responsabilité dans ce qui nous arrive. Nous adoptons parfois dans notre travail quotidien des comportements qui se révèlent efficaces pour affronter les difficultés, mais qui deviennent nuisibles s'ils sont habituels. L'urgence peut les rendre nécessaires, l'habitude les fait devenir des modalités à risque.

Voici une petite liste non exhaustive de ces comportements :

- Faire plusieurs choses à la fois.
- Garder le même rythme de travail en ignorant les signes grandissants de fatigue.
- Exécuter systématiquement chaque tâche dans les plus brefs délais.
- Manger trop vite pendant les repas.
- Penser souvent au travail même dans des situations peu opportunes : par exemple tard le soir et ne pas réussir de ce fait à dormir.
- Ne pas équilibrer les moments d'activité intense et de surcharge de travail avec des moments de détente et de distraction.

Face à la complexité croissante de notre vie et de notre monde technique, il ne faut pas opposer une solution complexe mais plutôt une approche qui réduise cette complexité, qui la simplifie. Comme le rappelle Panikkar[10], simplifier signifie ne rien éliminer de la réalité, l'accepter telle quelle. Simplifier consiste à se défaire des complications, des frustrations, des apparences, de tout ce qui entrave notre souplesse et notre capacité d'adaptation.

La fatigue et la *MDI*

Il faut considérer la fatigue comme un système dynamique et adaptatif de détection, d'interprétation et de gestion des signaux en provenance de l'organisme indiquant que certains mécanismes, ou composantes internes, sont en train d'atteindre un seuil de rupture.

L'organisme (le corps et l'esprit) envoie les signaux de fatigue à la conscience, qui joue le rôle d'un système de contrôle.

La fatigue ne doit pas être perçue comme un phénomène négatif dans la mesure où elle a la fonction positive de signaler le risque de dépasser ses limites.

On peut distinguer trois formes ou modalités de la fatigue :

- la fatigue physique, qui signale l'épuisement des ressources énergétiques ;

- la fatigue mentale, qui est le résultat de la surcharge cognitive ;
- la fatigue émotionnelle, qui survient avec l'épuisement émotionnel.

Ces trois formes de la fatigue peuvent se manifester isolément ou ensemble. De plus, chaque personne développe une sensibilité et une capacité propre à détecter et à gérer plus particulièrement l'une ou l'autre de ces modalités. On est tous différents face à la fatigue, puisque l'histoire individuelle constitue un bagage nous permettant d'identifier de manière plus ou moins adéquate ses différentes manifestations.

❑ *La fatigue physique*

La fatigue physique est liée aux conditions et à la nature du travail ou de la tâche (horaires, postures, etc.). Elle peut conduire l'individu à l'épuisement des ressources énergétiques. Outre les perturbations physiques directes (faim, douleur, fatigue musculaire), la fatigue physique est à l'origine d'un risque accru d'accidents et de maladies professionnelles.

La fatigue physique s'accroît si elle s'accompagne d'un manque de sommeil et d'une mauvaise alimentation. Il faut donc respecter des règles strictes pour se reposer et se nourrir correctement.

Ceux qui souffrent de fatigue physique peuvent présenter les symptômes suivants :

Troubles musculaires
- douleurs des muscles,
- crampes,
- tremblements,
- tension musculaire au cou et aux épaules,
- douleurs dorsales,
- troubles posturaux,
- céphalées.

Troubles digestifs
- modification du comportement alimentaire,
- constipation,
- diarrhée,
- spasmes intestinaux,
- nausée.

Troubles sensoriels
- visuels (essentiellement),
- intolérance au bruit.

Troubles sexuels
- baisse de l'activité sexuelle,
- diminution ou perte du désir sexuel,
- impuissance ou frigidité.

D'une manière générale, la fatigue physique entraîne :

- une baisse de l'énergie,
- une baisse de la résistance à l'effort,
- une fatigabilité chronique,
- des plaintes psychosomatiques,
- une plus forte incidence de pathologies virales comme les rhumes et la grippe,
- une plus grande fréquence des maladies en général.

❑ *La fatigue mentale*

La fatigue mentale est due à une surcharge cognitive consécutive à la réception de trop nombreuses informations. On atteint rapidement les limites de nos possibilités à les traiter et on commence à faire des erreurs, à omettre des détails, à avoir des oublis.

La quantité d'informations n'est pas le seul facteur responsable de la fatigue mentale. La pression des échéances et la contrainte du temps, le rythme et la vitesse imposés ou que l'on s'impose soi-même, sont aussi des causes de perturbation mentale et de problèmes d'attention et de concentration.

On commence des tâches qu'on ne finit pas, on range des choses qu'on ne retrouve pas ensuite, on prépare une boisson chaude qu'on oublie de boire.

Ceux qui souffrent de fatigue mentale peuvent présenter les symptômes suivants :

- perte des mécanismes de contrôle et de récupération de l'information,
- difficulté de concentration,
- troubles de la mémoire et de l'attention,
- surcharge cognitive (trop d'informations),
- diminution du rendement intellectuel,
- erreurs de jugements,
- erreurs,
- oublis,
- omissions,
- ennui (travail répétitif, monotone),
- baisse de l'initiative,
- insatisfaction au travail.

❑ ***La fatigue émotionnelle***

La fatigue émotionnelle est due à la crainte de ne pas pouvoir atteindre ses objectifs, d'être débordé et de ne pas être capable de donner son rendement habituel au travail. Les doutes relatifs aux capacités à effectuer les tâches requises sont une source importante d'anxiété. Celle-ci va accroître les effets de la fatigue dans son ensemble. Si d'autres soucis ou tracas liés à l'emploi, à la situation financière, aux relations familiales ou personnelles, à des problèmes affectifs s'ajoutent à la fatigue émotionnelle, celle-ci ne fera qu'augmenter jusqu'à l'épuisement. Les conséquences de la fatigue émotionnelle peuvent aller de simples sentiments négatifs à des rapports conflictuels avec la famille, les amis, les collègues de travail, la hiérarchie, jusqu'à de véritables troubles du comportement.

Ceux qui souffrent de fatigue émotionnelle peuvent présenter les symptômes suivants :

- modification de l'humeur et du caractère,
- irritabilité,
- hyperémotivité,
- démotivation,
- découragement,
- sentiment d'impuissance,
- sentiment d'être pris au piège,
- sentiment d'isolement,
- tristesse,
- pessimisme,
- sentiment d'être vidé sur le plan émotionnel,
- difficultés relationnelles,
- attitudes négatives vis-à-vis de soi-même et des autres.

Aux trois formes ou modalités de la fatigue (fatigue physique, mentale, émotionnelle) doivent correspondre des formes de détente spécifiques (détente physique, mentale, émotionnelle). La *MDI* est une méthode qui procure les trois formes de détente à la fois.

La fatigue, dans ses trois modalités, est essentiellement le résultat d'un processus d'accumulation. Lorsqu'on veut l'éliminer, on doit suivre dans le sens inverse le cheminement de son processus. Pour la supprimer, il faut donc mettre en place un processus d'élimination.

Pour vous faciliter la tâche, utilisez la « Liste des symptômes de fatigue » (annexe n° 2). Elle constitue un outil pratique et rapide pour connaître votre profil de fatigue et intervenir sur ses symptômes.

La détente physique

Le rythme respiratoire qu'on acquiert grâce à la *MDI,* associé à la concentration mentale, facilite la relaxation musculaire.

La concentration sur un objet neutre, comme le rythme respiratoire et les sensations corporelles, fait diminuer le niveau de tension et permet à votre organisme de reconstituer son niveau énergétique optimal. Celui-ci a en effet baissé suite à l'excès de consommation énergétique dû à l'état de tension. La modalité naturelle avec laquelle votre organisme reconstitue son niveau énergétique optimal est normalement le sommeil.

La *MDI* va stimuler le système nerveux parasympathique, qui va à son tour contrebalancer l'activité du système nerveux sympathique et équilibrer l'ensemble du système nerveux autonome, ce qui reposera votre corps.

La détente mentale et émotionnelle

La pratique de la *MDI* est une solution globale aux différentes formes de fatigue. Vous pouvez ainsi l'adapter à votre cas en augmentant le nombre de cycles respiratoires (en passant de 3 à 6 ou 9) pour les isolements plus concernés par votre type de fatigue. Le 1er (le front) et le 2e isolement (les yeux) sont très sensibles à la fatigue mentale. Le front que vous ridez et la région des yeux, des sourcils, sont plus spécifiquement touchés par l'effort mental, le doute, le stress intellectuel.

Le 4e (les mâchoires et la bouche), le 5e (le cou), le 6e (la nuque), le 7e (l'épaule droite), le 8e (l'épaule gauche), le 9e (le dos) et le 13e isolement (l'abdomen) sont tous en lien direct avec des émotions telles que la colère, la peur, l'anxiété.

La *Méthode des isolements* équivaut à un mouvement centripète, d'intériorisation, de centrage sur la sensation physique et sur la détente qui s'ensuit. Parallèlement, la *MDI* provoque un mouvement centrifuge à l'égard des pensées, qui se trouvent rejetées vers la périphérie de la conscience et sont ensuite éliminées.

Le mouvement centripète nous met en contact avec un état de conscience permanent en nous, constitué par le silence du corps. Il est situé à l'arrière-plan de toutes nos activités quotidiennes, de nos pensées, de nos problèmes. En substituant la sensation physique au monologue intérieur, on vide l'esprit et on ne pense plus au travail, à la famille, à ses relations, à l'environnement.

Les bruits, comme les pensées, sont rejetés vers la périphérie de la conscience. En pratiquant la *MDI,* vous aurez rapidement l'impression de les entendre de moins en moins et qu'une distance de plus en plus grande s'interpose entre vous et eux.

Le dispositif mental à l'œuvre dans la *MDI* est basé sur l'attention portée au vécu subjectif de la respiration et à la focalisation sensorielle sur chaque isolement. On peut ainsi :

- Se détacher du monologue intérieur pour s'intéresser au Soi corporel.
- Éviter l'intervention réflexive et fatigante du cerveau.
- Éviter le vagabondage de l'esprit.
- Dédramatiser le vécu intérieur.

La *MDI* répond à la complexité de l'agitation mentale par la simplification. Concentrer son attention c'est en effet simplifier. Au lieu de disperser son attention sur plusieurs tâches, on essaie d'en exécuter une à la fois. La plupart du temps on fait une chose tout en pensant à une autre. On est distrait par ce qui se passe autour de nous ou on se laisse absorber par le monologue intérieur, les pensées, les sensations, les émotions. La focalisation sensorielle sur les isolements conduit à l'état de silence de la pensée. On se détache des pensées parasites et obsédantes.

Nous sommes sans cesse en train de courir, de penser, d'aller à la recherche fébrile de quelque chose. La pratique de la *MDI* permet d'arrêter ce mouvement, de stopper ce processus de fuite en avant.

La *MDI* est une pratique d'arrêt qui nous donne une certaine distance par rapport aux émotions nuisibles. L'arrêt de la pensée ainsi obtenu ne nous déconnecte pas du monde. On continue d'entendre, de sentir, de voir (si vous avez les yeux ouverts), mais ces perceptions ne déclenchent pas de réflexion. La *MDI* supprime le fonctionnement mental ordinaire, elle restreint l'attention sur les isolements et induit des modalités d'absorption caractérisées par l'apaisement et le calme.

En valorisant les perceptions sensorielles aux dépens de l'hyperactivité intellectuelle, on ralentit l'agitation mentale. La lenteur facilite une plus grande attention et une concentration plus profonde. C'est pourquoi, en période de travail intense, il est important d'introduire la lenteur.

Après une journée de travail fatigante, prenez le temps de pratiquer la *MDI*. Elle vous permettra de vider votre esprit sur le plan physique et émotionnel et de vous relaxer dans un laps de temps relativement court.

La pratique de la *MDI* est comparable à l'activité de faire de l'ordre dans votre bureau ou nettoyer votre appartement. Selon le Feng Shui, la science traditionnelle chinoise de l'espace vital, et selon le « spaceclearing » sa forme occidentalisée (littéralement « purification ou nettoyage de l'espace »), la réorganisation de l'environnement (maison, bureau, etc.) dans lequel nous évoluons a un effet thérapeutique sur l'esprit. Si on accumule le superflu et on se laisse envahir par les choses, ceci fait baisser la vitalité. En purifiant l'espace externe, on intervient sur l'espace interne, sur l'esprit.

Dans certaines techniques orientales de méditation on utilise par ailleurs un moyen très efficace pour dissiper les différentes formes de fatigue. Il consiste à imaginer le corps comme un espace vide, ouvert, dans lequel les sensations coulent librement. La *Respiration circulaire,* que vous trouverez ci-après, utilise les mêmes principes.

La *MDI* et la *Respiration circulaire* – qui est son prolongement – constituent une forme de « mental spaceclearing », une méthode de purification et de nettoyage de l'espace mental.

La *Respiration circulaire*

Cette technique de méditation et de relaxation prolonge et complète la *MDI*. Son dispositif s'appuie sur les mêmes principes et elle a l'avantage d'être encore plus rapide à apprendre. Elle vous sera très utile dans les situations où vous vous sentez particulièrement agressé par le contexte quotidien familial, social ou professionnel.

Vous pouvez effectuer cet exercice assis ou couché.

Fermez les yeux et exécutez, si vous en avez le temps, la version courte de la MDI. Dans le cas contraire, faites seulement trois profonds soupirs.

Concentrez-vous ensuite sur votre pied droit et pendant le cycle respiratoire, visualisez et ressentez l'inspiration remonter votre corps.

Vous aurez la sensation de ce flux qui pénètre votre pied droit (au niveau de la voûte plantaire) et passe à travers le mollet, le genou, la cuisse, la fesse, la partie droite du tronc et le bras, l'épaule, le cou et la tête.

Pendant l'expiration, visualisez et ressentez le flux respiratoire suivre le chemin inverse et sortir par le pied gauche.

Après la phase de repos du cycle respiratoire, recommencez cette fois par le pied gauche. Le flux va pénétrer – lors de l'inspiration – votre pied gauche et sortir par le pied droit pendant l'expiration. Le cycle respiratoire accomplit une sorte de circuit alterné de droite à gauche et de gauche à droite.

Vous pouvez aussi pratiquer cet exercice en adoptant toujours le même sens : de droite à gauche ou de gauche à droite. Lorsque vous commencez l'exercice, choisissez la modalité qui vous est la plus naturelle.

Vos yeux vont suivre instinctivement ce mouvement et bouger de droite à gauche ou de gauche à droite. Il faut donc respirer le plus lentement possible sans jamais forcer, afin d'éviter que les mouvements oculaires soient trop rapides et vous fatiguent.

En effectuant l'exercice, vous aurez l'impression d'être à l'intérieur d'un espace circulaire dont la frontière est à chaque fois délimitée par le cheminement de l'inspiration et de l'expiration, d'où le nom de *Respiration circulaire.*

La *Respiration circulaire* est un espace de tranquillité, de détente, de sécurité, de protection vis-à-vis de tout ce qui est source de fatigue et de stress pour vous.

Continuez l'exercice le temps que vous estimez nécessaire. Lorsque vous vous sentirez prêt, revenez à vos activités habituelles.

Vous savez que vous pourrez, chaque fois que vous le souhaitez, retrouver calme, détente et sécurité à l'intérieur de l'espace mental créé par votre respiration.

CHAPITRE V

La *Méthode des isolements* et l'autothérapie cognitivo-comportementale

La douleur est provoquée par toute résistance d'un système à un stimulus.
Edward Rosenfeld

Comment peut-on savoir ce qu'on pense avant d'avoir entendu ce qu'on se dit et ce qu'on dit ?

Le but de ce chapitre est d'intégrer la *MDI* dans l'approche des thérapies cognitivo-comportementales afin de mieux l'adapter aux problèmes que vous pouvez rencontrer dans votre vie quotidienne.

On peut synthétiser l'approche cognitivo-comportementale en quatre affirmations :

1. La manière dont nous nous sentons (sur le plan émotionnel) et dont nous nous comportons est le résultat – dans la plupart des cas – de ce que nous pensons.
2. Une manière de penser inadaptée (illogique, irrationnelle, déformant la réalité) est à l'origine de nos problèmes émotionnels et comportementaux.
3. Les problèmes émotionnels et comportementaux peuvent être surmontés en apprenant à identifier les pensées irrationnelles et à les remplacer par des pensées rationnelles adaptées à la réalité.
4. L'humeur, les émotions peuvent, dans certaines situations, influencer les pensées. Des travaux récents[11] ont en effet nuancé la prééminence exclusive des pensées par rapport aux émotions. Dans ce cas, il faut associer à ce qui vient d'être préconisé au point 3 l'adoption d'une technique de méditation favorisant la focalisation sur les états internes.

Revenons à la première de ces affirmations.

Chacun de nous parle avec soi-même en se donnant des ordres, des instructions, des commentaires ou d'autres informations nécessaires à affronter les situations et à résoudre les problèmes qui peuvent se présenter. Ces pensées sont parfois des hypothèses sur ce qui est en train d'arriver, ce qui arrivera ou ce qui est arrivé. Elles peuvent se manifester soudainement sous une forme verbale très réduite, presque télégraphique. Ces croyances peuvent être vraies ou fausses mais elles vont être déterminantes pour les buts poursuivis par nos comportements.

D'une certaine façon, notre identité équivaut à la somme de nos pensées. Il est en effet impossible, même pour de courts moments de ne pas avoir sa théorie du monde. Notre identité dépend de notre monologue intérieur, constitué par notre passé, notre travail, notre maison, nos parents, notre famille ainsi que toute expérience qui a laissé une trace durable dans notre mémoire.

Que ce soit dans nos relations sociales, dans notre manière d'être face à ce qui nous arrive et dans nos choix, nous faisons appel consciemment ou inconsciemment à notre théorie du monde. Tels des savants, nous sommes guidés par une théorie constituée par un ensemble de postulats relatifs à nous-mêmes, aux autres et à ce qui nous arrive. Contrairement aux savants toutefois, nos postulats ne sont que rarement soumis à vérification. Sans oublier ceux dont on n'est même pas conscient car implicites.

Nous devons prendre conscience de l'effet nuisible de ces pensées faites de devoirs absolus, d'intolérance, d'incapacité à supporter, de jugements globalisants sur soi et les autres, de besoins considérés comme totalement indispensables, de catastrophismes.

Si l'on parvient à expliciter l'implicite dans nos schémas de pensée et à nuancer et remplacer nos pensées inadaptées qui sont cause de souffrance, cela aura un effet bénéfique sur nous.

L'origine des pensées et des croyances irrationnelles est non seulement liée à notre histoire, notre éducation et à l'ensemble de nos expériences, mais aussi à une des modalités de fonctionnement de notre cerveau.

Face à un stimulus perçu comme inconnu, étrange, menaçant, dangereux ou tout simplement proche des limites individuelles de tolérance, le cerveau utilise un code binaire de réponse, basé sur la logique oui-non. L'exemple typique de cette réponse automatique binaire est la réponse de combat ou de fuite.

Ce code est particulièrement adapté aux situations d'urgence ou pour les choix plus simples et automatiques. Il est par contre tout à fait insuffisant pour représenter et appréhender la complexité de la réalité sociale dans laquelle nous vivons. Il se traduit en effet sur le plan cognitif – de nos croyances – par la pensée dichotomique. Celle-ci est la tendance à interpréter et classer les événements dans des catégories opposées. Il s'agit d'un type de raisonnement absolu et sans nuances. Une expérience qui n'est pas totalement conforme à l'idéal appartient nécessairement à la classe opposée. On pense en termes de oui/non, soit/soit, tout/rien, vrai/faux, noir/blanc, ami/ennemi, honnête/malhonnête. La pensée dichotomique, qui limite beaucoup l'individu, organise ainsi la réalité en attribuant aux faits des significations extrêmes, catégoriques et négatives.

Si nous voulons éviter les effets négatifs de ce mode de pensée, nous devons apprendre d'abord à différer ces réponses automatiques binaires – lorsqu'elles se présentent – et ensuite à les remplacer par des réponses plus articulées, qu'on peut différer dans le temps.

Lorsque nous identifions dans nos croyances et dans nos pensées la présence de ce code binaire, demandons-nous si la réponse qui est en train de s'imposer est vraiment adaptée à la situation. En différant la réaction, nous lui enlevons déjà la force qui lui vient de son automatisme. En constatant son inadéquation et ses éventuelles conséquences négatives, nous nous donnons la possibilité de nuancer notre réaction et d'en adopter d'autres.

Vous trouverez dans mon précédent ouvrage[12] une méthode détaillée d'analyse et de modification du monologue intérieur. Je vous présente ici une technique de maîtrise des croyances irrationnelles et négatives *(L'étiquetage des pensées),* que vous pouvez utiliser avec la *MDI.* Elle est particulièrement adaptée au type de pensées dues à la logique binaire et à la pensée dichotomique.

Cette technique en quatre étapes associe deux composantes :

- un processus de prise de conscience et de classement des pensées irrationnelles et négatives ;
- un exercice de respiration lente et profonde.

Voici les quatre étapes :

1. *Faites trois profonds soupirs. Ensuite, bornez-vous à respirer selon le rythme que vous utilisez dans la MDI : Inspiration – Expiration – Repos.*

2. *Prenez conscience des pensées qui surgissent dans votre esprit.*

3. *Si une pensée irrationnelle ou négative se présente, constatez simplement : « J'ai une pensée irrationnelle ou négative au sujet de… moi… les autres… ce qui m'arrive… »*
   Vous pouvez, si vous le souhaitez, donner un nom plus précis à la pensée en question en l'appelant avec son nom : « J'ai une pensée triste… déprimante… négative au sujet de… »
   Lorsque vous classez mentalement ces pensées, ne vous laissez pas impliquer par leur contenu.

Prêtez attention au processus de la pensée plutôt qu'aux croyances que les pensées véhiculent.

4. Respirez lentement et profondément pendant trois cycles respiratoires.

Le but de cette technique, inspirée de la tradition méditative bouddhiste, est de renforcer votre clarté cognitive. Vous allez acquérir la capacité de reconnaître de plus en plus facilement vos pensées irrationnelles et négatives et de leur faire face (exposition) sans vous identifier à elles. À chaque fois qu'elles vont se présenter, classez-les mentalement avec l'étiquette qui les définit le mieux et revenez à la conscience de la respiration.

Grâce aux quatre étapes de *L'étiquetage des pensées,* vous allez pouvoir contenir (prévention de la réponse) toutes les réactions inappropriées qui les accompagnent.

Selon la quatrième des affirmations synthétisant l'approche cognitivo-comportementale, les émotions peuvent dans certaines situations influencer les pensées. Notre humeur peut favoriser l'apparition – à un moment donné – de pensées tristes, déprimantes, négatives. L'utilisation de techniques qui se limitent à intervenir sur ces dernières – comme la restructuration cognitive du monologue intérieur ou la confrontation des croyances irrationnelles – se sont révélées insuf-fisantes. C'est dans ces cas qu'il faut utiliser, conjointement à l'approche centrée sur les pensées, une technique de méditation favorisant la focalisation sur nos états internes. De cette manière, au lieu de se concentrer sur les contenus de l'esprit (pensées, émotions) afin de les changer, on essaie de changer sa manière d'être avec eux. Nous nous entraînons à reconnaître les plus petits changements de l'humeur et à comprendre comment ils influencent le fonctionnement de notre esprit. Ceci devient possible en prêtant attention plutôt au processus d'élaboration et de transformation des émotions (« emotionnal processing ») qu'aux pensées elles-mêmes ou à nos réactions.

Dans sa technique d'autothérapie des troubles obsessionnels-compulsifs (T.O.C.), Schwartz[13] préconise une première étape fondamentale : l'adoption de la perception consciente des troubles. Elle consiste à prendre conscience que les pensées envahissantes et les compulsions sont le résultat du T.O.C. et à leur attribuer ainsi le nom qui dénonce leur vraie essence.

Pour qu'on puisse redéfinir ces états internes, il faut adopter une attitude mentale que Schwartz décrit en faisant appel au concept de « spectateur impartial » du philosophe écossais Adam Smith[14]. Le « spectateur impartial » est cette partie de nous-mêmes qui est pleinement consciente de nos sentiments et de nos émotions tout en gardant son rôle d'observateur impartial. Elle évalue nos actes comme si on avait le regard des autres.

Se placer dans la position du « spectateur impartial » nous donne accès à trois moyens qui vont permettre de gérer plus efficacement nos états internes négatifs : l'objectivation, l'analyse critique et la distance psychologique. Grâce à cette zone de sécurité, on a la possibilité de ne pas répondre de manière automatique et irrationnelle aux impulsions et d'opter pour un comportement alternatif.

Selon Schwartz, la capacité de s'abstraire, de se détacher de soi-même et de s'observer en action par le dispositif du « spectateur impartial » est essentiellement ce qui est à la base de l'ancien concept bouddhiste de l'attention ou de la pleine conscience (« mindfullness »).

La méditation de l'attention ou de la pleine conscience a été d'abord utilisée par Jon Kabat-Zinn[15] dans ses ateliers de réduction de stress. Elle a par la suite donné lieu à une nouvelle forme de thérapie : la « Mindfullness-based cognitive therapy » (MBCT) ou thérapie cognitive basée sur l'attention. Celle-ci tient compte de la problématique que je viens d'esquisser.

La méditation de l'attention consiste en effet à être attentif et à observer instant après instant les pensées, les sensations et les émotions qui nous traversent. On se focalise sur le processus des émotions, on reste présent mais sans s'identifier à elles. On apprend tout simplement à être avec nos états internes.

Lorsque nous ne sommes pas attentifs à nos états internes, nous agissons machinalement, de manière impulsive, automatique, répétitive. Nous courons ainsi le risque de nous identifier à nos pensées négatives, de les confondre avec les faits, de devenir dépendants de l'humeur. Sans oublier les situations où nous ressentons des émotions sans une raison apparente. Ce sont ces émotions, qui peuvent provoquer l'émergence dans notre monologue intérieur de pensées pessimistes, irrationnelles, déprimantes.

Bien que la *MDI* soit une forme de méditation concentrative, elle ne peut pas être correctement exécutée sans passer par l'adoption du point de vue du « spectateur impartial » ou de l'attention. La pratique de la *MDI* développe à son tour la capacité d'attention à ce qui se passe en nous et devient une méditation de prise de conscience.

La *MDI* et l'anxiété

La *Méthode des isolements* est un véritable outil de dialogue avec notre corps et notre esprit, un moyen simple d'analyse, de détection et d'intervention au niveau de nos états internes. Les 18 isolements nous aident à localiser les zones de tension et d'inconfort (l'annexe n° 3 a été conçue à cet effet) et à agir sur elles au moyen du dispositif spécifique de la méthode : focalisation de l'attention sensorielle pendant trois cycles respiratoires et détente consciente.

Le patient qui utilise la *MDI* apprend facilement à localiser le(s) point(s) où il ressent de l'inconfort et par le(s)quel(s) il exprime une émotion négative.

Le thérapeute peut utiliser les 18 isolements comme des points de repère pour procéder à l'examen/dialogue avec le patient.

Je vais ici résumer ma façon de procéder, de manière à ce que vous puissiez l'appliquer sans l'aide d'un thérapeute.

Au patient qui affirme ressentir de l'anxiété, je pose les questions suivantes :

- Comment savez-vous que vous êtes anxieux ?
- Pouvez-vous m'expliquer précisément ce qu'est cette anxiété pour vous ?
- Quel est l'isolement (ou les isolements) qui vous indique (indiquent) que vous êtes anxieux ?

Chaque personne ressent les émotions de manière différente et elle est seule à connaître ses états internes. En cas d'anxiété, on peut ressentir les symptômes physiques suivants :

- hyperactivité,
- sensations de serrement du thorax avec difficulté à respirer,
- gorge serrée,

- tension musculaire,
- impression de nœud à l'estomac.

Je demande d'abord au patient (qui a appris au préalable la *Méthode des isolements*) d'exécuter la *MDI* de façon à intervenir sur l'état de tension globale.

Ensuite, je l'invite à se focaliser sur l'isolement où il ressent ce qu'il appelle de l'anxiété. S'il s'agit de la poitrine, je l'incite à ne pas faire attention à ses pensées, à son monologue intérieur et à orienter son attention sur cet isolement et non pas sur l'inconfort. Il doit ressentir, observer la sensation de serrement du thorax et y demeurer en respirant profondément selon le rythme habituel. On est dans un état de réceptivité maximale de cet état interne et on l'intègre dans le corps. Après quelques cycles respiratoires, on constate qu'il s'atténue de plus en plus jusqu'à disparaître.

On obtient en même temps le silence de la pensée et le silence du corps ou plus précisément de cette partie, de cet isolement qui émergeait du reste. Si les émotions peuvent bien provoquer l'apparition de pensées négatives, on ne peut pas les ressentir volontairement sans faire appel au type de monologue intérieur qui les a accompagnées. Les émotions sans les pensées perdent leur intensité et s'estompent.

Je vous présente ici la technique de maîtrise de l'anxiété qui découle directement de ce que nous venons de voir et que vous pourrez utiliser en cas d'anxiété. Cette technique comporte les quatre phases suivantes :

1. *Faites trois profonds soupirs. Ensuite bornez-vous à respirer selon le rythme habituel de la MDI : Inspiration – Expiration – Repos.*

2. *Prenez conscience de votre anxiété. Identifiez la manière dont elle se manifeste chez vous et essayez de localiser le(s) isolement(s) concerné(s).*

3. *Au lieu d'écouter les pensées négatives qui traversent éventuellement votre esprit, concentrez-vous sur les sensations internes que vous avez et dirigez votre attention sur le(s) isolement(s) concerné(s).*

4. *Ensuite, en respirant lentement et profondément, observez les sensations désagréables, n'ayez pas peur d'elles. Ressentez-les, demeurez en elles en évitant de penser.*

Vous constaterez que les sensations internes douloureuses et négatives vont progressivement s'estomper et disparaître. Si elles devaient malgré tout persister, recommencez, refaites l'exercice jusqu'à leur disparition.

Observer l'anxiété, en adoptant le point de vue du « spectateur impartial », donne la capacité de la transformer en objet de méditation, de se désensibiliser progressivement par rapport à elle. Au lieu de l'éviter, vous vous exposez à elle, le temps que la tension baisse naturellement par le phénomène d'habituation. Les réponses anxieuses, sans le monologue intérieur qui les entretient, atteignent rapidement un pic et ensuite, elles diminuent progressivement. Votre corps « s'habitue » à l'anxiété et l'intègre.

En ayant la pleine conscience et en pratiquant la *MDI* nous réalisons ce processus de désidentification dont Assagioli avait fait un des principes de la vie psychique : « Nous sommes dominés par tout ce à quoi notre moi se laisse identifier. Nous pouvons dominer, diriger et utiliser tout ce dont nous nous désidentifions. »[16] Ce processus de désidentification est un des points de rencontre les plus féconds entre la conception orientale et celle occidentale de la psychothérapie.

CONCLUSION

Ego te intus et in cute novi.
[Je te connais à fond et sous la peau.]
Perse

Avant de terminer, j'aimerais rappeler quelques points qui me paraissent importants.

Même si vous n'avez pas encore essayé la *MDI,* j'espère que la lecture de ce livre a augmenté et renforcé votre clarté cognitive au sujet de ce que vous vivez en ce moment.

Dans son excellent ouvrage sur la fatigue, Debray[17] présente un modèle en trois étapes de thérapie cognitive et comportementale de la fatigue. La première de ces étapes, qui est cognitive, consiste à bien discerner les sentiments et les idées qui accompagnent l'impression de fatigue, car il est fondamental – selon cet auteur – de redonner à la fatigue son véritable sens dans la vie de l'individu.

Le concept de clarté cognitive, que je vous ai présenté, signifie admettre l'existence d'un problème ou d'un trouble (comme la fatigue), à l'identifier et à lui attribuer le sens qu'il a pour vous. Il est la phase essentielle qui va vous permettre de choisir les stratégies qui conviennent le mieux pour résoudre vos problèmes.

À la lumière de ces nouvelles connaissances vous avez compris que votre bien-être dépend de la capacité à reconnaître la relation entre ce qui vous arrive, vos pensées, vos émotions et vos états internes. Il faut ensuite que vous « ajustiez » vos comportements afin que vos actions, même les plus anodines, vous rapprochent de la santé.

Avec la *MDI* et les techniques qui s'y rattachent, vous détenez une méthode efficace de prévention et de maîtrise des conséquences néfastes de la fatigue et du stress. La *Méthode des isolements* constitue en même temps un processus de prise de conscience de tout ce qui peut affecter votre équilibre physique, mental et émotionnel.

Nous voici donc à la fin de ce livre. Dans le premier chapitre, j'ai rappelé la signification méconnue du mot « guérir », qui fait référence à l'idée de défense, de protection, de préservation de la santé. Vous avez toutefois compris, au fil des pages, que « guérir » signifie aussi devenir conscient.

ANNEXES

Annexe n° 1

Feuille d'exercice de la Méthode des isolements (MDI)

Vous pouvez utiliser cette annexe pour apprendre la *Méthode des isolements.* Découpez ou photocopiez-la pour vous faciliter la mémorisation des 18 isolements.

La *Méthode des isolements* est à la fois une technique de relaxation analytique et une forme de méditation concentrative.

En tant que méthode de relaxation analytique, elle considère séparément chaque partie du corps, d'où le terme d'isolements.

Le corps est subdivisé pour l'exercice en 18 parties ou isolements.

La *Méthode des isolements* consiste à diriger l'attention sensorielle sur une partie du corps à la fois pendant les phases d'inspiration, d'expiration et de repos du cycle respiratoire (trois cycles respiratoires par isolement). Lors de l'inspiration, il y a l'observation consciente de l'isolement, lors de l'expiration et du repos, il y a sa détente consciente.

Commencez tout d'abord par apprendre par cœur les 18 isolements. Lorsque vous les répétez mentalement, effectuez parallèlement un balayage de votre corps pour vous entraîner à les localiser.

Exercez-vous aussi à pratiquer la respiration abdominale telle qu'elle est décrite dans le chapitre II. Si vous êtes gaucher, vous pouvez inverser l'ordre des isolements droits et gauches.

Les 18 isolements

N° 1 • Le front
N° 2 • Les yeux
N° 3 • Le nez
N° 4 • Les mâchoires et la bouche
N° 5 • Le cou
N° 6 • La nuque
N° 7 • L'épaule droite
N° 8 • L'épaule gauche
N° 9 • Le dos
N° 10 • Le bras et la main (paume, doigts et le bout des doigts) droits
N° 11 • Le bras et la main (paume, doigts et le bout des doigts) gauches
N° 12 • La poitrine
N° 13 • L'abdomen (et le nombril)
N° 14 • Les hanches
N° 15 • La jambe droite
N° 16 • La jambe gauche
N° 17 • Le pied droit (talon, plante du pied, orteils et extrémités des orteils)
N° 18 • Le pied gauche (talon, plante du pied, orteils et extrémités des orteils)

Les 5 isolements de la version courte

N° 1 • La tête et les mâchoires
N° 2 • Le dos, les bras et les mains
N° 3 • Le tronc
N° 4 • L'abdomen et les hanches
N° 5 • Les jambes et les pieds

Annexe n° 2

Liste des symptômes de fatigue

Cette liste ne constitue pas un test. Elle vous aide à identifier les formes et les symptômes de la fatigue. Vous obtiendrez votre profil spécifique de la fatigue et vous pourrez ainsi adopter les stratégies les mieux adaptées pour la soulager.

La fatigue physique

Troubles musculaires

- tension musculaire au cou et aux épaules ❒
- douleurs des muscles ❒
- douleurs dorsales ❒
- troubles posturaux ❒
- crampes ❒
- tremblements ❒
- céphalées ❒
- autres ❒

Troubles digestifs

- modification du comportement alimentaire ❒
- nausée ❒
- constipation ❒
- diarrhée ❒

- spasmes intestinaux ❒
- autres ❒

Troubles sensoriels
- visuels ❒
- intolérance au bruit ❒
- autres ❒

Troubles sexuels
- impuissance ❒
- frigidité ❒
- baisse de l'activité sexuelle ❒
- diminution ou perte du désir sexuel ❒
- autres ❒

La fatigue mentale

- troubles de la mémoire ❒
- troubles de l'attention ❒
- difficulté de concentration ❒
- sentiment de surcharge (trop d'informations) ❒
- sentiment d'ennui (peu d'informations, travail répétitif, monotone) ❒
- diminution du rendement intellectuel ❒
- erreurs de jugements ❒
- erreurs ❒
- oublis ❒
- baisse de l'initiative ❒
- insatisfaction au travail ❒
- autres ❒

La fatigue émotionnelle

- modification de l'humeur et du caractère ❐
- irritabilité ❐
- hyperémotivité ❐
- démotivation ❐
- découragement ❐
- sentiment d'isolement ❐
- sentiment d'impuissance ❐
- sentiment d'être pris au piège ❐
- tristesse ❐
- pessimisme ❐
- sentiment d'être vidé sur le plan émotionnel ❐
- difficultés relationnelles ❐
- attitudes négatives vis-à-vis de soi-même et des autres ❐
- autres ❐

Après avoir identifié les symptômes de la fatigue que vous ressentez, notez leur fréquence journalière et le moment où ils se manifestent. Ceci vous permettra d'avoir une vue plus objective de la situation et d'entreprendre les démarches nécessaires : l'utilisation de la *MDI* ou de la *Respiration circulaire*.

Annexe n° 3

Le test d'inconfort par les isolements

La liste des isolements est un précieux outil de repérage des parties de votre corps par lesquelles vous ressentez et exprimez la fatigue, le stress, l'anxiété, les émotions.

Lorsque vous êtes fatigué, tendu, stressé, anxieux, faites ce test en utilisant d'abord cette annexe et ensuite mentalement.

Ceci vous permettra de prendre conscience de votre corps et de sa manière de réagir vis-à-vis de toutes les sources d'inconfort. Vous pourrez ainsi adapter la pratique de la MDI, comme vous l'avez appris, en augmentant le nombre de cycles respiratoires pour les isolements concernés.

Lorsque je me sens fatigué, tendu, stressé, anxieux, etc., je le ressens particulièrement dans les isolements suivants :

N° 1 • Le front ❐
N° 2 • Les yeux ❐
N° 3 • Le nez ❐
N° 4 • Les mâchoires et la bouche ❐
N° 5 • Le cou ❐
N° 6 • La nuque ❐
N° 7 • L'épaule droite ❐
N° 8 • L'épaule gauche ❐

N° 9 • Le dos ❒
N° 10 • Le bras et la main droits ❒
N° 11 • Le bras et la main gauches ❒
N° 12 • La poitrine ❒
N° 13 • L'abdomen ❒
N° 14 • Les hanches ❒
N° 15 • La jambe droite ❒
N° 16 • La jambe gauche ❒
N° 17 • Le pied droit ❒
N° 18 • Le pied gauche ❒

NOTES

[1] Ce texte m'a été inspiré par une pensée, « L'esprit, suspendu dans l'espace, nulle part », tirée d'un livre de Sogyal Rinpoché, *Méditation* (Paris, La Table Ronde, 1995, p. 59) et par la description de l'état d'esprit de l'analyste dans la relation thérapeutique selon Wilfred R. Bion.

[2] Pour les lecteurs qui ne connaîtraient pas la terminologie de la psychothérapie cognitivo-comportementale, voici quelques définitions. L'adjectif « cognitif » fait référence à ce qui a trait à la connaissance et aux processus par lesquels on acquiert des informations. Le terme « cognitions » désigne, d'une manière générale, ce que nous pensons, ce que nous imaginons et ce que nous croyons par rapport à ce qui passe dans notre environnement et en nous-mêmes.

[3] E. Severino, R. Beneduce, I. Valent, *La guarigione,* Bergamo, Moretti & Vitali Editori, 1999, p. 19.

[4] V. M. Cancelliere, F. de Riba, *La réponse apaisante au stress,* Genève, Éditions Jouvence, 2003.

[5] K. Dürckheim, *Le zen et nous,* Paris, Le Courrier du Livre, 1976, p. 124.
[6] B. Auriol, *Yoga et psychothérapie,* Toulouse, Privat, 1977, p. 145.
[7] F. Perls, *Le Moi, la Faim et l'Agressivité,* Paris, Tchou, 1978, p. 229.
[8] J.-B. Stora, *Le stress,* Paris, P.U.F., 2002, p. 39.
[9] Z. Bauman, *Il disagio della postmodernità,* Milano, Bruno Mondadori, 2002, traduction italienne du polonais.
[10] R. Panikkar, *Éloge du simple,* Paris, Albin Michel, 1995, p. 58.
[11], J. D. Teasdale, P. J. Barnard, *Affect, Cognition, and Change : Re-Modelling Depressive Thought,* Hove (UK), Lawrence Erlbaum Associates, 1993 et Z.V. Segal, J. M. G. Williams, J. D. Teasdale, *Mindfullness-Based Cognitive Therapy for Depression : A New Approach to Preventing,* N.Y., Guilford Press, 2001.
[12] V. M. Cancelliere, F. de Riba, *La réponse apaisante au stress,* Genève, Éditions Jouvence, 2003, p. 53-61.
[13] J. M. Schwartz J., *Brain Lock,* N.Y., HarperCollins Publishers, Inc., 1996.
[14] A. Smith, *Théorie des sentiments moraux,* Paris, P.U.F., 2003.
[15] S. Salzberg, J. Kabat-Zinn, "L'attention comme thérapeutique", in Goleman D. (dir.), *Quand l'esprit dialogue avec le corps,* Paris, Guy Trédaniel Éditeur, 1997, p. 141-189.
[16] R. Assagioli, *Psychosynthèse. Principes et techniques,* Paris, Éd. Épi, 1965, p. 33.
[17] Q. Debray, *Le livre de la fatigue,* Paris, Masson, 2003, p. 53-57.

BIBLIOGRAPHIE

Assagioli R., *Psychosynthèse. Principes et techniques,* Paris, Éd. Epi, 1965.

Auriol B., *Yoga et psychothérapie,* Toulouse, Privat, 1977.

Bauman Z., *Il disagio della postmodernità,* Milano, Bruno Mondadori, 2002.

Cancelliere V. M., de Riba F., *La réponse apaisante au stress,* Genève, Éditions Jouvence, 2003.

Debray Q., *Le livre de la fatigue,* Paris, Masson, 2003.

Dürckheim K., *Le zen et nous,* Paris, Le Courrier du livre, 1976.

Kirsch I., *Changing expectations : A key to effective psychotherapy,* Pacific Grove, California, Brooks / Cole Publishing, 1990.

Ornstein R. E., *The Psychology of Consciousness,* San Francisco, California, W. H. Freeman and Company, 1972.

Panikkar R., *Éloge du simple,* Paris, Albin Michel, 1995.

Perls F., *Le Moi, la Faim et l'Agressivité,* Paris, Tchou, 1978.

Rimpoché Longri Namgyel, *Les quatre nobles vérités du Bouddha,* Paris, Éditions Dervy, 1997.

Rosenfeld E., *Le livre des extases,* Ailleur (Belgique), Éditions Marabout, 1983.

Saint Ignace de Loyola, *Exercices spirituels,* Paris, Éditions du Seuil, 1982.

Segal Z. V., Williams J. M. G., Teasdale J. D., *Mindfullness-Based Cognitive Therapy for Depression : A New Approach to Preventing,* N.Y., Guilford Press, 2001.

Severino E., Beneduce R., I. Valent, *La guarigione,* Bergamo, Moretti & Vitali Editori, 1999.

Salzberg S., Kabat-Zinn J., "L'attention comme thérapeutique", in Goleman D. (dir.), *Quand l'esprit dialogue avec le corps,* Paris, Guy Trédaniel Éditeur, 1997, p. 141-189.

Schwartz J. M., *Brain Lock,* N.Y., ReganBooks, HarperCollins Publishers, Inc., 1996.

Smith A., *Théorie des sentiments moraux,* Paris, P.U.F., 2003.

Sogyal Rinpoché, *Méditation,* Paris, La Table Ronde, 1995.

Stora J.-B., *Le stress,* Paris, P.U.F., 2002.

Teasdale J. D., Barnard P. J., *Affect, Cognition, and Change : Re-Modelling Depressive Thought,* Hove (UK), Lawrence Erlbaum Associates, 1993.

Thich Nhat Hanh, *La respiration essentielle,* Paris, Albin Michel, 1996.

Valéry P., *Ego scriptor et Petits poèmes abstraits,* Paris, Gallimard, 1992.

Achevé d'imprimer sur rotative par l'Imprimerie Darantiere à Dijon-Quetigny
en mars 2009 - Dépôt légal : mars 2005 - N° d'impression : 29-0324

Imprimé en France

IMPRIM'VERT
Votre imprimeur agit pour l'environnement

Dans le cadre de sa politique de développement durable, l'imprimerie Darantiere a été référencée IMPRIM'VERT® par son organisme consulaire de tutelle. Cette marque garantit que l'imprimeur respecte un cycle complet de récupération et de traçabilité de l'ensemble de ses déchets.